AF339449

L'ART ORATOIRE,

POËME DIDACTIQUE.

L'ART ORATOIRE,

POËME DIDACTIQUE,

EN QUATRE CHANTS;

PAR F. TH. DELBARE.

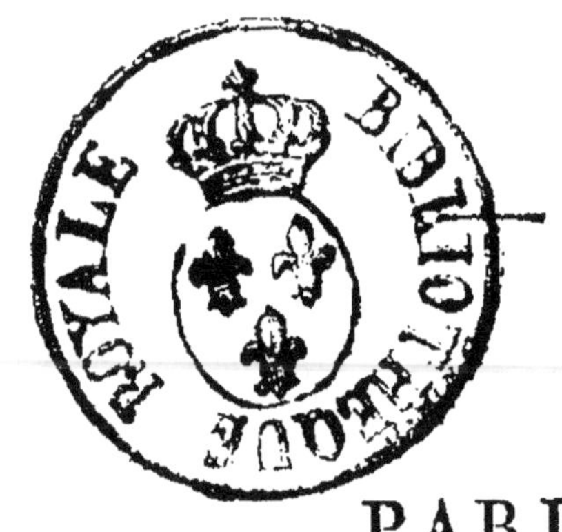

PARIS,

. EGRON, IMPRIMEUR-LIBRAIRE,
rue des Noyers, n° 37 ;

ANCELLE, LIBRAIRE,
rue de la Harpe, n° 44.

M. DCCC XVI.

PLAN DU POËME.

———

L'AUTEUR a pensé que les principes de l'art oratoire pouvaient être mis en vers, comme ceux de l'art poétique ; il a donc essayé de leur donner la forme didactique, et voici son plan :

Le premier chant commence par des préceptes généraux sur l'étude de l'art ; vient ensuite l'histoire de l'éloquence en Grèce, à Rome, dans les premiers siècles

du christianisme, et enfin en France, jusqu'à la fin de l'Assemblée Constituante. Ce
chant est terminé par la définition du genre
démonstratif, du genre judiciaire, et du
genre délibératif.

Le second chant contient les principes
qui conviennent en particulier à l'éloquence
politique, à celle du barreau et à celle de la
chaire.

Le troisième chant traite des parties du
discours régulier, c'est-à-dire de l'exorde,
de la proposition ou division, de la narra-
tion ou explication, de la partie argumen-
tative, de la partie pathétique et de la pé-
roraison ou conclusion. A l'occasion de la
partie pathéthique, s'offre naturellement un

épisode qui tient au sujet, et délasse un moment l'attention.

Le quatrième chant donne des règles sur le style en général, et sur le style figuré en particulier. Les principales figures de mots et de pensées y sont définies; toutes les autres y sont négligées, parce que la connaissance de leurs noms et de leurs subdivisions n'est d'aucune utilité dans la pratique.

Ce poëme a été composé pour les jeunes gens, et l'auteur ne désire l'approbation du public, que pour que ce petit ouvrage puisse être spécialement mis entre leurs mains; il est sûr de la bonté des principes, puisqu'il les a puisés dans les ouvrages des maîtres de l'art.

L'article de la déclamation aurait dû trouver sa place dans ce poëme ; mais comme il en existe un sur ce sujet, l'auteur n'a pas eu la prétention de vouloir faire mieux.

L'ART ORATOIRE,

POËME.

CHANT PREMIER.

Horace et Despréaux nous ont, sur l'Hélicon,
Donné, dans l'art des vers, l'exemple et la leçon.
Ma Muse enseignera cet art non moins utile,
Qui rend de l'orateur le succès plus facile.
Je veux montrer comment, au temple de Thémis,
En chaire, à la tribune, entraînant les esprits,
L'homme éloquent, instruit, touche, intéresse, éclaire;
Comment il sait convaincre, et comment il sait plaire.
O vous donc qui, suivant les pas de Cicéron,
Voulez, par la parole, illustrer votre nom;
Gardez-vous de confondre, et l'art et l'éloquence!
L'une est un don du ciel, l'autre est une science.
L'art dirige et conduit l'orateur en parlant;
Mais l'art seul n'a jamais tenu lieu de talent.
On a vu quelquefois le travail et les veilles,
Après de longs efforts, enfantant des merveilles,

Forcer, développer ce talent séducteur
Qui domine l'esprit, et maîtrise le cœur.
Dans la Grèce, jadis, l'éloquent Démosthènes,
Mal reçu du public, dans le forum d'Athènes,
Renonça pour un temps à l'art de discourir,
Et dans un lieu désert alla s'ensevelir.
Là, sans cesse lisant, copiant Thucydide,
Il prit de cet auteur le style vif, rapide ;
Là, courant, gravissant sur des monts, des coteaux,
Des cailloux dans la bouche, articulant des mots,
Il sut par ses efforts corriger la nature,
Rendre sa langue libre, et sa voix nette et pure ;
Puis, au bord de la mer, débitant des discours,
Dont le courroux des flots rompait envain le cours,
Il apprit à braver, un jour à la tribune,
Le tumulte du peuple et sa voix importune.
(Grande et sublime idée ! heureux rapprochement
A qui la Grèce a dû son plus bel ornement !)
Formé par un travail pénible, opiniâtre,
L'orateur reparaît sur ce premier théâtre,
Où, d'un peuple léger, difficile et railleur,
Il avait exercé la satirique humeur.
Mais il n'est plus le même, et son organe étonne,
Frappe, attache, saisit, menace, éclate et tonne.
Désormais l'orateur, à l'abri des sifflets,
   arche, de jour en jour, de succès en succès.
 Iais ce prodige est rare, et jamais Démosthènes
   'eût autant illustré la tribune d'Athènes,
   'il n'eût senti dans soi le germe précieux
   'un talent naturel, heureux présent des cieux.

Cet exemple étonnant, qu'on cite et qu'on admire,
Vous doit encourager, mais non pas vous séduire :
Consultez votre esprit, jugez votre penchant,
Et si l'art a pour vous un attrait tout-puissant,
Dans vos travaux constans suivez-en les modèles ;
Prenez-les, en tout temps, pour vos guides fidèles.
Pour former votre style, il vous faut, avec fruit,
Lire et relire encore, et le jour, et la nuit,
Les orateurs d'Athène, et de Rome et de France ;
C'est dans leurs beaux écrits que brille l'éloquence.
Voulez-vous que l'étude ajoute à vos talens,
Et du génie en vous dirige les élans ?
Voulez-vous retirer un doux prix de vos peines ?
Imitez Cicéron traduisant Démosthènes.

Dans la Grèce, le peuple ingénieux, poli,
Elevait aux honneurs l'orateur accompli.
Pisistrate y parvint à la toute-puissance,
Et par sa politique, et par son éloquence.
Périclès, après lui, par d'aussi grands talens,
Des volontés des Grecs disposa quarante ans.
Cléon, Alcibiade, ensuite Théramène,
Par la parole encor gouvernèrent Athènes.
Isocrate agrandit sa fortune et son nom,
En donnant de son art l'exemple et la leçon ;
Son style doux, coulant, aurait plus d'énergie,
Si sa phrase n'était trop savamment polie ;
Mais sa morale pure et ses beaux sentimens
Donnent un nouveau prix à tous ses ornemens.
Lysias, moins pompeux, mais correct et facile,
Dans la discussion se montre plus habile.

Quelquefois cependant il manque de chaleur ;
Mais Athènes lui dut son plus grand orateur ;
Et ce maître savant vit son disciple illustre ,
Honorant ses leçons , ajouter à son lustre.
De l'affectation dédaignant le secours ,
Démosthène en son cœur puisa tous ses discours ;
Et du grand Périclès imitant l'éloquence ,
Il eut son énergie, il eut sa véhémence.
Vigoureux et concis, ou rapide et pressant ,
Il subjugue et vous force à sentir ce qu'il sent ;
Il entraîne, il foudroie : ainsi, sur son passage ,
Un vent impétueux soumet tout à sa rage.
Que ses discours, pour vous, soient des instructions ;
Mais ne les puisez pas dans les traductions.
Elles sont , la plupart, de trop faibles copies ;
Les beautés des auteurs y sont toujours ternies.
C'est ainsi qu'à nos yeux des vitraux colorés
Transmettent du soleil les rayons altérés.

    Quand Philippe eut , aux Grecs, ravi l'indépendance,
Athènes vit bientôt s'éteindre l'éloquence.
Démosthène, en mourant, n'eut d'autres successeurs
Que des sophistes vains et de faibles rhéteurs.
Le Romain , peuple né pour gouverner la terre,
Diffère avec le Grec d'esprit, de caractère ;
Plus austère, plus grave, et lent à concevoir,
Son âme fut aussi moins prompte à s'émouvoir :
Toujours le fer en main, occupé de victoire ,
Long-temps il méconnut, et les arts, et leur gloire.
Mais la Grèce soumise, instruisant ses vainqueurs,
Leur fit perdre à la fin la rudesse des mœurs.

D'Antoine et de Crassus la parole puissante
Fit briller au forum l'éloquence naissante.
On vit Hortensius, rival de Cicéron,
Balancer quelquefois la gloire de son nom.
Mais le temps, ô regrets! dans ses sombres ténèbres
A laissé les discours de ces hommes célèbres.
Cicéron seul nous reste, et ses divins écrits
Des caprices du sort consolent nos esprits.
Cet illustre orateur, par une heureuse adresse,
Employant du latin la pompe et la richesse,
Sait, dans un ordre exact, ranger ses argumens ;
Il doit toute sa force à ses raisonnemens.
La clarté fait chez lui la vertu dominante ;
Sa manière est toujours, et facile et coulante.
Lui seul connaît des mots la force et le pouvoir ;
Il tâche de convaincre avant que d'émouvoir :
Sa marche, qu'avec art il combine et varie,
Est à tous ses discours savamment assortie.
Insinuant et doux, magnifique, abondant,
Il quitte, s'il le faut, son style redondant ;
Si le crime révolte et son cœur et son âme,
Il exhale soudain le courroux qui l'enflamme ;
Il devient véhément, et, des plus rudes traits,
Frappe Catilina, Marc-Antoine et Verrès.
Lisez, étudiez, méditez ce grand homme,
L'honneur de l'éloquence et la gloire de Rome.
Son art, qu'il fit fleurir, après lui se flétrit ;
Et, Rome mise aux fers, l'éloquence périt.

Quand la foi des Chrétiens fut partout honorée,
On vit naître bientôt l'éloquence sacrée.

Les nouveaux orateurs, avec un grand talent,
Montrèrent un saint zèle et trop de faux brillant.
De Lactance et Félix la diction est pure;
Augustin est souvent trop loin de la nature.
Heureux si dans son style, où règne la chaleur,
Du faux goût de son siècle il n'eût suivi l'erreur;
Et si, gardant toujours une grave décence,
Il n'eût de jeux de mots semé son éloquence !
Chrysostôme, abondant, et pur, et figuré,
De ces faux ornemens se montre moins paré;
Mais dans son style doux, quelquefois pathétique,
On aperçoit encor l'enflure asiatique.

De longs siècles, enfin, perçant l'obscurité,
L'éloquence chez nous reprit sa dignité.
Bourdaloue, animé d'une ferveur ardente,
Oppose à la tiédeur sa logique pressante.
Bossuet, par son génie, et sublime, et profond,
Nous saisit, nous surprend, nous frappe, nous confond.
Fléchier plaît et séduit par la belle harmonie
Qui rend sa diction si pure et si finie.
De son œil pénétrant, sondant le cœur humain,
Massillon, mieux qu'un autre, en connaît le chemin.
Doux et persuasif, touchant et pathétique,
Son discours à vous-même incessamment s'applique;
Il captive, il entraîne, et, dans son mouvement,
Il vous fait, sans effort, céder au sentiment.
O vous donc qui, chargé du sacré ministère,
Voulez par des succès vous illustrer en chaire,
Nourrissez votre esprit de leurs doctes discours!
Ils peuvent, mieux que l'art, vous prêter des secours.

Le barreau vit aussi l'éloquence renaître,
Et l'on vanta long-temps les Patru, les Lemaître ;
Mais Cochin, effaçant leur éclat et leur nom,
Fit revivre chez nous Hortense et Cicéron :
Son esprit, des anciens faisant sa nourriture,
Dut ses heureux succès à leur longue lecture.
La raison est en lui réunie au savoir :
Il sait tantôt convaincre et tantôt émouvoir ;
Rejetant avec soin tout ornement futile,
Il se montre toujours naturel et facile.
D'Aguesseau, jeune encore, au temple de Thémis,
Des graves magistrats éclaira les avis :
Ses talens, ses vertus et ses vastes lumières,
Le placèrent trois fois au timon des affaires.
Prodigue envers Gerbier des dons les plus heureux,
La nature hâta ses succès glorieux.
Un organe sonore, enchanteur et flexible,
Peignait les mouvemens de son âme sensible,
Captivait, à son gré, ses nombreux auditeurs,
Séduisait les esprits, et remuait les cœurs ;
Son éloquence forte et nerveuse ou touchante
Etait, même en raillant, toujours sage et décente.
Si la Parque eût pour lui filé de plus longs jours,
Sans doute on l'aurait vu, par d'autres beaux discours,
Sur un nouveau théâtre, ajoutant à sa gloire,
Souvent à Mirabeau disputer la victoire.
  Le Français peut aussi vanter avec raison
Ceux qui, dans la tribune, ont illustré son nom ;
Et Mirabeau, lui seul, vaudrait un Démosthène,
S'il eût moins écouté sa vengeance et sa haine.

On vit son esprit vaste, actif et véhément,
Immoler sa raison aux fureurs du moment ;
Passant de la débauche au calme de l'étude,
Il venait au sénat, et sur la multitude
Exerçait, à son gré, cet absolu pouvoir
Que donne la parole et qu'aide le savoir.
Maury, depuis long-temps célèbre dans la chaire,
Se montra constamment son puissant adversaire.
Cazalès, avec lui disputant de vigueur,
Dans la tribune encor s'acquit un grand honneur.
Emules de talens, émules de courage,
Ces deux grands orateurs, séparés par l'orage,
Après douze ans ont vu les peuples ramenés
Aux principes qu'en eux on avait condamnés.
Eloquens ennemis de la démocratie,
Avec assez d'éclat, et non moins d'énergie,
Parurent Malouet, Clermont et Montlosier,
Luttant contre Thouret, Barnave et Chapelier.
    Voulez-vous honorer la tribune publique ?
Connaissez, avant tout, la saine politique ;
Prenez-en des leçons dans leurs sages écrits ;
Loin de les égarer, éclairez les esprits.
Sans raison ni bon sens il n'est point d'éloquence ;
Ils en sont à la fois, et la base et l'essence.
Par le raisonnement il faut que l'orateur,
Pour le persuader, convainque l'auditeur :
De ces deux mots divers connaissez bien l'usage :
On les confond souvent dans le commun langage.
L'esprit se rend et cède à la conviction ;
Mais l'âme veut, agit par persuasion.

L'homme, à ses passions trop soumis, trop fidèle,
Contre le bien qu'il voit aisément se rebelle :
Rarement son esprit détermine son cœur ;
Il approuve le vrai, mais embrasse l'erreur :
Vous n'obtiendrez sur lui qu'un pouvoir éphémère,
Si la conviction ne l'instruit, ne l'éclaire.
Le Créateur a mis en lui divers ressorts
Qui meuvent à la fois son esprit et son corps.
A ces ressorts divers un orateur habile
Imprime, par son art, un mouvement utile ;
Il parle au jugement, émeut la passion,
Flatte, attache et séduit l'imagination :
Par les charmes du style, il lui plaît, la captive,
Et rend, par son débit, l'assemblée attentive.
    Il est pour l'orateur trois degrés différens :
Par le premier, à plaire il borne ses talens.
Ce genre inférieur a pourtant son mérite :
Les innocens plaisirs, que toujours il excite,
Peuvent, par d'heureux tours, se trouver réunis
A des traits de morale, à d'utiles avis.
Semez-en quelquefois dans le panégyrique,
Dans l'éloge funèbre et dans l'académique.
Pour plaire sans ennui tâchez d'intéresser,
Et par trop de brillant craignez de nous lasser.
    Dans le second degré l'orateur sait instruire ;
En butte aux préjugés, il cherche à les détruire ;
Il arrange, il choisit ses meilleurs argumens ;
Il fonde son espoir sur ses raisonnemens ;
Et quand, par sa méthode exacte, juste et claire,
Il a vaincu le juge, il tâche de lui plaire.

2.

Ces moyens peuvent seuls réussir au barreau.

Le dernier genre, enfin, est plus noble et plus haut.
Il exerce sur nous sa force souveraine;
Il convainc, il agite, il échauffe, il entraîne;
Il remue, à son gré, notre âme et notre cœur;
Il nous fait applaudir et louer l'orateur:
Nous aimons avec lui, nous haïssons de même;
Sa volonté, pour nous, est un ordre suprême.
La tribune publique et la chaire souvent
Présentent un champ vaste au génie éloquent.
Toujours la passion en est la source et l'âme.
L'orateur, qu'un objet excite, anime, enflamme,
Trouve en soi des moyens dont lui-même est surpris:
Un vif enthousiasme exalte ses esprits.
Les mots viennent en foule exprimer des pensées
Qui se montrent aussi plus promptes, plus pressées;
Il conçoit, exécute avec plus de talens
Des desseins plus hardis, plus nobles et plus grands.
Enfin la passion, triomphant des obstacles,
Sur tous les auditeurs opère des miracles;
Et des yeux animés, des gestes expressifs,
Achevant de gagner les esprits attentifs,
L'éloquence devient, et plus vraie, et plus pure,
Et les efforts de l'art cèdent à la nature.

CHANT SECOND.

Tᴇʟ un roi triomphant. en un jour solennel,
Le diadème orné d'un laurier immortel,
Se montre à ses sujets dans sa magnificence,
Environné d'éclat, de gloire et de puissance ;
Tel l'orateur public, dans un sénat nombreux,
Doit donner à son style un ton majestueux.
C'est là que son esprit s'agrandit et s'élève,
Que sa raison commence, et que son cœur achève,
Par différens moyens et par divers ressorts,
La persuasion où tendent ses efforts.
Mais souvent un rhéteur, épris d'un faux système,
Croit éblouir le peuple, et se trompe lui-même ;
Il pense follement, par un style pompeux,
Amuser les esprits et se rendre fameux ;
Et, jugeant la raison un moyen inutile,
Cherche à nous captiver par un luxe futile.
Fuyez de cet excès la dangereuse erreur :
N'aspirez point au nom de vain déclamateur.
Que sur les argumens votre discours se fonde,
Et moins en faux éclat qu'en preuves il abonde.

Même en parlant au peuple, avant de l'émouvoir,
De la raison d'abord essayez le pouvoir.
C'est par elle surtout qu'autrefois Démosthènes
S'acquit tant de crédit sur le peuple d'Athènes ;
Et c'est par elle encor qu'il excite aujourd'hui
Cette admiration qu'on sent naître pour lui.
Avant donc d'aborder la tribune publique,
A choisir vos raisons que votre esprit s'applique ;
Qu'avec ordre et bon sens le sujet médité
Se développe ensuite avec facilité.
Les ornemens sans peine embellissent le style,
Quand à les inventer le génie est habile ;
Mais n'en prenez jamais un soin minutieux.
Suivez d'un grand rhéteur l'avis judicieux :
Un orateur aux mots apportant quelqu'étude,
Aux choses, avant tout, doit sa sollicitude. (1)
Voulez-vous que, docile à votre opinion,
Votre auditoire cède à la conviction ?
Sentez-en le premier la force irrésistible,
Et ne vous chargez point de la tâche pénible
D'étayer, par des mots artistement construits,
Des argumens privés de solides appuis.
Si votre esprit lui-même en sent l'insuffisance,
Votre style, sans nerf, manquera d'éloquence.
Ne vous présentez point, un discours à la main ;
Un air trop préparé fait naître le dédain.
Des discours travaillés on ne permet l'usage,
Qu'avant que d'un sujet le débat ne s'engage ;

(1) *Cura sit verborum, sollicitudo rerum.* Quintilien.

Mais quand, avec chaleur, chaque parti combat,
Fondez vos argumens sur le cours du débat.
Ce n'est pas toutefois que, sans aucune étude,
On doive discourir devant la multitude.
La négligence peut donner à l'orateur
Un style décousu, sans ordre et sans vigueur.
Tracez sur le papier de premières idées,
Qui par d'autres seront, au besoin, fécondées.
Préparez, choisissez vos meilleurs argumens,
Et, pour les présenter, attendez les momens.
Votre mémoire ainsi, de notes soutenue,
Prête à votre discours une juste étendue;
Mais la tribune exige un style plein de feu.
L'aspect d'une assemblée, et le temps, et le lieu,
De l'orateur public élevant le génie,
A tous ses sentimens donnent plus d'énergie.
L'élan, la véhémence, une vive chaleur,
Agissent puissamment sur l'esprit et le cœur.
A ces traits je connais l'orateur politique,
Et ma voix l'applaudit avec la voix publique.
Mais ce ton animé ne convient pas toujours.
Sur le temps, le sujet, réglez votre discours;
Et n'allez pas non plus, orateur hypocrite,
Feindre une émotion, que dans vous rien n'excite:
Même, quand le sujet porte au ton véhément,
Si le génie encore aide le mouvement,
Prenez garde de suivre une chaleur extrême,
Et craignez, qu'en perdant tout pouvoir sur vous-même,
Votre esprit, entraîné par d'aveugles transports,
N'affaiblisse l'effet de vos premiers efforts.

Mais il est des égards, il est des bienséances,
Que commandent le lieu, les mœurs, les circonstances ;
Montrez-vous-en toujours fidèle observateur ;
Et qu'aucun mot jamais ne blesse l'auditeur ;
La chaleur du discours ne peut servir d'excuse :
L'orateur manque à l'art alors qu'il en abuse.
Que votre style enfin soit libre, aisé, précis,
Et bien moins élégant que nerveux et concis.

Souvent l'art au palais, ainsi qu'à la tribune,
Place les orateurs sous une loi commune ;
Mais l'avocat parfois diffère de projet.
De l'orateur public le grand, l'unique objet
Est de persuader ce qu'il croit bon, utile ;
Le sentiment toujours vient animer son style.
L'avocat, se servant de sa seule raison,
S'efforce de prouver ce qu'il croit juste et bon,
Et sur le jugement fonde son éloquence.
De ces deux orateurs telle est la différence.
L'avocat au barreau, se sentant plus gêné,
Dans ses moyens encor se trouve plus borné.
Il n'a point à toucher un nombreux auditoire,
Ni tous ces grands secours qu'offre l'art oratoire :
Les graves magistrats qu'il a pour auditeurs,
Par leur nom, leur esprit, par leur âge et leurs mœurs,
Au modeste orateur laissent peu d'espérance
De séduire ou tromper leur froide vigilance.
Le barreau n'admet point un style véhément :
On s'y ferait moquer par trop de mouvement.
L'orateur, en parlant devant la multitude,
Pour se donner carrière, a plus de latitude.

Des topiques nombreux peuvent à son discours
Présenter, au besoin, un appui, des secours.
Au palais l'éloquence a des bornes prescrites ;
Les réglemens, la loi, ce sont là ses limites.
Ce n'était pas ainsi que, dans l'antiquité,
La forme du barreau gênait sa liberté :
Le Code était plus court ; alors les lois civiles
Etaient pour les esprits et simples et faciles.
Le bon sens, l'équité suffisaient pour juger ;
Dans tous les tribunaux chacun pouvait siéger :
Un orateur devait porter à l'audience
Plus d'art et de talent, et bien moins de science.
Les juges, plus nombreux qu'au moderne palais,
Lui promettaient aussi de plus brillans succès.
Par là les plaidoyers, chez les peuples antiques,
Se rapprochaient du ton des harangues publiques ;
Mais ce ton aujourd'hui serait hors de saison.
Ne plaidez pas toujours comme a fait Cicéron :
De votre art et des lois l'étude consommée
Sera le fondement de votre renommée.
Ayez pour vos cliens un zèle généreux,
Et faites de leur cause un examen soigneux ;
Approfondissez-en les faits, les circonstances ;
De la vérité seule appuyez vos défenses.
Que votre ton soit calme et toujours modéré :
Donnez à votre style un tour ferme et serré ;
Que de bons argumens surtout le fortifient,
Et que sans cesse entr'eux ils se suivent, se lient.
Dans un sujet trop sec l'imagination
Peut, par quelques écarts, aider l'attention ;

Mais ne vous y livrez qu'avec art et prudence :
Les ornemens pourraient nuire à votre éloquence.
La justesse des mots, jointe à la pureté,
Et d'un style correct l'agréable clarté,
Voilà les ornemens dont l'avocat se pare.
Fuyez, dans vos discours, fuyez l'emploi barbare
Des termes de chicane encor trop usités ;
Mots par le pédantisme autrefois inventés.
Évitez avec soin l'ennuyeux bavardage,
Des avocats bruyans trop stérile avantage ;
Gardez-vous d'altérer, dans vos discussions,
Les preuves qu'on oppose à vos prétentions.
Les juges défians, lorsqu'on les dénature,
Soupçonnent un défaut de sens ou de droiture.
Que la conviction, qu'une louable ardeur,
Donne à votre discours une douce chaleur ;
Pour émouvoir les cœurs elle est assez puissante :
Ne la montrez jamais trop vive ou trop fréquente,
Et maintenez toujours, par votre dignité,
Ce caractère grave et cette probité
Qui, relevant l'éclat du talent oratoire,
Vous gagnent les esprits, et fondent votre gloire.
    Mais vous qui, vous chargeant d'un soin religieux,
Voulez avec succès parler au nom des cieux,
Avant de parcourir cette auguste carrière,
Connaissez, évitez les écueils de la chaire.
Tous les sujets, ici, sont grands et sérieux :
Ils ont sur tous les cœurs un pouvoir précieux ;
Ils admettent aussi le feu, la véhémence,
Et la pompe, et l'éclat, et la magnificence.

Un orateur chrétien, du silence assuré,
D'un nombreux auditoire est toujours entouré :
Maître de son sujet, sans crainte d'adversaire,
Il choisit et prépare, à son gré, sa matière ;
Il se présente, enfin, avec tous les secours
Que la nature et l'art prêtent à son discours.
De l'orateur sacré tels sont les avantages.
Toutefois un sermon n'est pas de ces ouvrages
Qu'un médiocre esprit, dans sa présomption,
Puisse jamais porter à la perfection.
Le secret de la chaire échappe au plus grand nombre,
Et tel le croit tenir, qui n'en saisit que l'ombre.
L'orateur doit marcher par des sentiers battus ;
Il traite des sujets qui sont déjà connus,
Et dont les vérités, grandes, mais rebattues,
Sont, par les auditeurs, au même instant conçues.
Des objets qu'il présente il ne peut s'écarter :
Le sublime s'y joint ; mais qui le peut traiter ?
La nouveauté des faits, ou leur bizarrerie,
De l'avocat souvent aide la plaidoirie :
Les probabilités et les présomptions,
Le doute, qui parfois naît dans les questions,
Exercent son génie, en augmentent les forces,
Et sont pour ses talens de flatteuses amorces.
Le ministre, au contraire, privé de ces secours,
Qui, fixant l'éloquence, en dirigent le cours,
Doit tirer ses sujets de sentences connues.
S'il va puiser ailleurs, il se perd dans les nues ;
Il n'est plus populaire, il est déclamateur :
On ne voit plus en lui qu'un froid et vain rhéteur.

Avant donc de prêcher, de votre ministère
Formez-vous une idée, et juste et nécessaire.
Que par vous l'auditeur, profondément ému,
Ait le vice en horreur, et suive la vertu ;
Que de tous vos efforts ce soit le but unique ;
Que tout sermon soit donc un discours pathétique.
Mais, je l'ai déjà dit, avant de nous toucher,
A convaincre d'abord il faut vous attacher.
Il n'est d'émotions durables, salutaires,
Que lorsqu'à notre esprit on offre des lumières :
Vous aurez des succès certains et signalés,
Si vos beaux sentimens, avec art étalés,
Recevant de vous-même une force nouvelle,
Sont de votre conduite une image fidèle.
La foi spéculative est un faible moyen,
Si sa vive clarté n'échauffe votre sein.
Ce pieux sentiment, seul, en vous fera naître
L'onction, qu'aucun art ne peut faire paraître ;
Il rendra les sermons solides et pressans,
Et fuira ces discours qui ne sont que brillans.
Mais de deux qualités l'union désirée
Rend plus touchante encor l'éloquence sacrée.
De la religion la sainte austérité
Exige, dans la chaire, un ton de gravité ;
Et le but important que l'orateur propose,
Y doit de sa chaleur être l'unique cause.
Mais gardez cependant qu'un excès de chaleur
Ne donne à votre voix le ton déclamateur,
Ou qu'une gravité dominante, uniforme,
N'attriste l'auditeur ou du moins ne l'endorme.

Que son rang, son état, déterminent toujours,
Et le choix du sujet, et le ton du discours.
A sa condition conformez votre style;
On n'est point éloquent si l'on n'est point utile.
Quel que soit le sujet, que surtout il soit un ;
Que tout y soit uni par un lien commun.
Quand dans votre discours un seul objet domine,
Sans peine à le saisir l'esprit se détermine ;
Et, quand avec méthode il est développé,
L'auditoire se sent plus vivement frappé.
De quelque grand sujet restreignez l'étendue,
Et nous le présentant, sous une seule vue,
Vers cet unique point dirigez constamment
Votre esprit, vos efforts, votre raisonnement.
L'imagination, fortement attachée,
Sera, par ce moyen, plus aisément touchée.
Si ce hardi projet est pénible à tenter,
Le comble de la gloire est de l'exécuter.
Voulez-vous que jamais l'esprit ne se relâche ?
D'épuiser un sujet fuyez la vaine tâche.
Qui ne sait se borner, cesse d'être écouté,
Et de si longs discours sont sans utilité.
Sachez, par quelques traits, intéresser et plaire ;
C'est par l'intérêt seul qu'on réussit en chaire.
Le grand art est toujours que de chaque auditeur
Vous paraissiez sonder et pénétrer le cœur,
Et que, loin des hauteurs de la métaphysique,
Votre sujet sans cesse à lui-même s'applique ;
Que votre style enfin brille par sa clarté :
Joignez le naturel à la simplicité.

Ces qualités pourtant , de grâces susceptibles ,
Avec la dignité sont souvent compatibles.
Une noble chaleur, adaptée au sujet ,
Relevant leur mérite, ajoute à leur effet.
Un orateur, qu'anime un zèle évangélique ,
Peut être figuré , véhément , énergique.
Puisez , puisez , surtout , dans les livres sacrés
Les traits dont les sermons doivent être parés ;
Et vos citations , justes et remarquables ,
Les rendront , à la fois , graves et vénérables.
De l'affectation , des pointes , des bons mots ,
Evitez avec soin les profanes défauts.

CHANT TROISIÈME.

En parlant au public, l'orateur qui commence,
Prépare les esprits, gagne leur bienveillance ;
Avec ordre et méthode établit son sujet,
Divise, expose, explique ou développe un fait,
Par des raisonnemens discute, instruit, éclaire,
Défend son sentiment, combat son adversaire,
De l'auditoire ensuite émeut la passion,
Et l'entraîne à la fin par sa conclusion.
Telle est d'un orateur la marche naturelle :
Il n'y faut pourtant pas être toujours fidèle.
De cet ordre souvent la régularité
Pourrait rendre un discours ridicule, affecté.
Que de chaque oraison les diverses parties
Soient au temps, au sujet sagement assorties.
Mais l'art devant ici s'expliquer par ma voix,
Du discours régulier enseignera les lois.

L'exorde à tout sujet également s'applique ;
Le bon sens le commande, et l'art aussi l'indique.

3.

La nature elle-même apprend à l'orateur
Qu'il doit, en commençant, s'attacher l'auditeur,
Capter sa bienveillance et le rendre docile.
L'exorde cependant est parfois difficile.
Il faut que du sujet il paraisse sortir,
Ainsi que sur sa tige on voit la fleur s'ouvrir.
Qu'il soit donc naturel ; mais, pour le faire naître,
De votre plan d'abord que votre esprit soit maître.
Sur tout votre discours, méditez quelque temps,
De l'exorde bientôt naîtront les élémens.
Que votre expression y soit pure et correcte,
L'attention aux mots est ici plus directe :
De vos raisons encor on n'est point occupé,
Et du moindre défaut l'auditeur est frappé.
Que votre ton, votre air, gardent la modestie,
Qui toujours plaît, prévient, charme en cette partie.
Gardez-vous d'éveiller, par un style arrogant,
L'amour-propre ou l'orgueil d'un public surveillant,
Ou de faire aussitôt une haute promesse
Que pourraient démentir des momens de faiblesse.
Quelquefois, cependant, on peut avec raison
Elever, dès l'abord, et le style, et le ton.
Si le public injuste a décrié d'avance
La cause dont vous seul avez pris la défense,
La modestie en vous pourrait paraître alors
Un sentiment secret, un aveu de vos torts.
Montrez de l'assurance, et sur votre visage,
Et dans votre maintien, et dans votre langage ;
D'un exorde hardi l'imposante fierté
Commande le silence à la malignité.

Par la magnificence, il peut quelquefois plaire
Dans une académie, ou même dans la chaire.
Cependant, qu'avec calme il soit toujours conduit ;
Rarement la chaleur à bon droit s'y produit :
Ce n'est qu'en avançant que l'orateur s'anime.
La passion pourtant dès le début s'exprime,
Quand d'un fait peu connu l'exposé seul suffit
Pour émouvoir le cœur ou transporter l'esprit,
Ou lorsque d'un objet la présence subite
Enflamme l'orateur, ou l'indigne et l'agite.
C'est ainsi que l'on voit Cicéron, au sénat,
S'élever avec feu contre Catilina.
D'un si brusque début l'utile véhémence
Serait, hors de ces cas, nuisible à l'éloquence.
Que de votre sujet quelque point important
Ne se montre jamais, d'abord, trop éclatant ;
Dans le cours du discours il ne pourrait plus plaire.
Assortissez enfin l'exorde à la matière,
Et sur votre oraison réglez-en la longueur :
Un exorde trop long fatigue l'auditeur.
    Que l'exposition, clairement énoncée,
Jamais de mots oiseux ne soit embarrassée ;
Et que votre discours, sagement divisé,
A suivre en tous ses points paraisse plus aisé.
Distinguez-en surtout les diverses parties ;
Qu'elles soient l'une à l'autre étroitement unies.
Voulez-vous que chacun les conçoive aisément ?
Du simple au composé procédez constamment.
Votre division sera simple et parfaite,
Si tout ensemble elle est, et précise et complète.

En nous la présentant soyez toujours concis ;
Un seul mot superflu n'y saurait être admis.
Gardez que le discours en plusieurs points n'abonde ,
De peur que notre esprit bientôt ne les confonde.

Dans le récit des faits montrez-vous attentif ;
C'est au barreau surtout qu'il est plus décisif.
Craignez en racontant que l'on ne vous accuse ,
Ou d'être peu fidèle , ou d'employer la ruse.
On vous surveille plus , on est plus scrupuleux :
N'offrez donc rien de faux ou d'artificieux.
Que tout semble sortir de la cause elle-même ,
Et non de l'orateur qui bâtit un système ;
Que, dans votre récit, la probabilité ,
A la concision unisse la clarté.
Un orateur en chaire , aux mêmes lois docile,
Expliquant son sujet, garde le même style.
Mais dans cette partie il ne peut réussir ,
S'il n'a pas médité son sujet à loisir.

Sans raison , je l'ai dit, il n'est point d'éloquence ,
Et le discours lui doit sa force et sa puissance.
Que du fond du sujet les argumens tirés
Avec habileté soient aussi préparés.
Evitez de puiser à des sources vulgaires
De frivoles secours rarement nécessaires.
Les lieux communs , jadis adoptés des rhéteurs ,
Ne sont bons qu'à former de vains déclamateurs :
Que de votre sujet une étude profonde
De tous vos argumens soit la source féconde.
L'esprit qui de lui-même a su les inventer ,
Apporte tous ses soins à les bien présenter.

Par deux moyens divers il pourra les conduire;
D'abord par l'analyse il pourra les déduire.
D'un principe connu l'évidente clarté
Devient le fondement d'une autre vérité.
Dans sa marche serrée et toujours méthodique,
Un principe par l'autre incessamment s'explique,
Et le dernier enfin paraît, à tous les yeux,
Du premier argument un effet rigoureux.
L'emploi de ce moyen est toujours difficile :
Il veut beaucoup d'adresse, est rarement utile.
Contre la vérité de votre opinion
L'auditeur montre-t-il trop de prévention ?
Par l'analyse seule il faudra vous défendre :
A votre sentiment vous le verrez se rendre.
Mais de l'autre moyen au premier opposé,
L'usage plus fréquent est aussi plus aisé.
Dans les discours publics la synthèse usitée,
Aux sujets, aux esprits sera mieux adaptée.
La question posée avec ordre et clarté,
Se soutient et s'explique avec vivacité.
L'orateur, s'appuyant de preuves successives,
Les présente avec art, et les rend décisives.
Choisissez, avant tout, les plus forts argumens;
Ils sont de vos succès les meilleurs fondemens ;
Mais, en nous les offrant, examinez la place
Où leur effet sur nous sera plus efficace.
Gardez qu'à se montrer un argument pressé
Par un autre argument ne soit embarrassé.
Qu'avec art l'un sur l'autre, et s'appuie, et se fonde ;
Évitez que la phrase ensemble les confonde.

Réunissez toujours ceux qui sont en rapport;
Séparez avec soin ceux qui manquent d'accord.
L'intérêt, le devoir, vont rarement ensemble,
Et l'orateur sans choix jamais ne les rassemble.
Suivez donc, sur ce point, un précepte excellent:
Que par eux le discours aille toujours croissant;
Pour nous les présenter, sachez user d'adresse.
De quelques argumens craignez-vous la faiblesse?
Dans la discussion faites-les précéder;
Mais que d'autres soudain viennent les seconder.
A la fin, opposez à l'auditeur paisible
De toutes vos raisons l'union invincible.
A côté d'argumens solides et pressans,
N'en est-il qu'un ou deux moins forts, moins concluans?
Et, n'en pouvant cacher la faiblesse à la vue,
Voulez-vous qu'avec peine elle soit reconnue?
De l'orateur romain suivez l'opinion :
Placez-les au milieu de la discussion.
Quand le même degré de force et d'évidence
Donne à vos argumens une égale puissance,
Distinguez-les entr'eux. Le vrai secret de l'art
Est, en nous les offrant, de les ranger à part.
Chaque preuve, au contraire, est-elle peu probable?
Liez-les l'une à l'autre, et rendez vraisemblable
L'avis que dans le juge il vous faut établir.
Vous reste-t-il encor d'autres soins à remplir?
Voulez-vous, sur les cœurs, tenter le pathétique?
Voyez si le sujet l'autorise ou l'indique.
Examinez encor quel endroit du discours
Peut à la passion offrir plus de secours :

Tout sujet n'en est pas aisément susceptible,
Et gauchement placée, elle devient risible.
Vous qui, pour exciter un sentiment profond,
Ayez déjà, pour vous, le bon sens, la raison,
N'allez pas, dès l'abord, d'un air de confiance,
Annoncer le dessein d'émouvoir l'audience :
Cet avis indiscret, refroidissant les cœurs,
Loin de les disposer, prévient les auditeurs.
Saisissez à propos le moment favorable,
Où de toucher les cœurs l'espoir est vraisemblable.
Un style vif, coupé, véhément, naturel,
Produit souvent sur l'âme un effet plus réel,
Qu'une longue harangue où l'art a cru répandre
Les traits les plus frappans, l'intérêt le plus tendre.
A remuer le cœur l'orateur attaché,
Touchera sans prouver qu'on doit être touché ;
Sachez entre les deux mettre une différence :
C'est dans la passion qu'éclate l'éloquence.
Aspirez-vous par elle à de brillans succès ?
Montrez de son objet les véritables traits.
Qu'il nous frappe, nous touche, et saisisse notre âme ;
Mais aussi qu'avant tout lui-même vous enflamme.
La passion réelle, échauffant votre cœur,
Vous rend, mieux qu'aucun art, véritable orateur ;
Elle anime la voix, les yeux, la contenance,
Et sur les auditeurs agit sans résistance.
Enfin, pour l'imiter dans son expression,
Voyez sur l'homme ému quelle est son action.
Son style est plein de feu, de figures hardies ;
Mais les fleurs, l'élégance, en sont alors bannies.

L'esprit, de son objet uniquement frappé,
A polir son discours ne peut être occupé :
Le soin, l'unique soin qui l'anime sans cesse,
Est de manifester le tourment qui le presse.
Lorsque l'émotion commence d'éclater,
Par des digressions n'allez pas l'arrêter.
Mais à la prolonger, gardez-vous de prétendre :
Du ton vif au ton calme essayez de descendre
Sans peine, sans effort ; et, pour y parvenir
Avant votre auditeur, sachez vous ralentir.

Il est certains discours où le ton pathétique
De l'exorde à la fin incessamment s'applique.
Veut-on de quelque crime obtenir le pardon ?
On fait parler le cœur, bien plus que la raison.
Ce n'est pas, toutefois, qu'alors votre prière
Ne doive à la raison son appui, sa lumière :
Mais il faut avec art mêler aux sentimens
La force et le pouvoir de vos raisonnemens ;
Il vous faut, à la fois, et toucher, et convaincre,
Changer la volonté, la fléchir et la vaincre.
Tel Marcus, défendant un des premiers Romains,
Fit tomber à César les tablettes des mains ;
Tel encor ce prélat, dont la vive éloquence
D'un monarque irrité désarma la vengeance.

Antioche avait vu, pour un prétexte vain,
Le feu de la révolte allumé dans son sein ;
Par quelques mécontens, une foule égarée,
S'était à des excès, en un instant, livrée.
Oubliant tout respect, même pour l'empereur,
Elle ose à ses portraits étendre sa fureur.

Leur aspect dans les cœurs a redoublé la rage ;
On se permet contre eux, et l'insulte et l'outrage :
Et, comme si le bronze offrait aux furieux
Le portrait plus vivant d'un monarque odieux,
On attaque, on renverse, on brise ses statues ;
Celles de son épouse aussi sont abattues.
On les traîne au milieu des malédictions ;
On les charge de haine et d'imprécations,
Et leurs débris semés par la ville agitée,
Amusent plusieurs jours la foule révoltée.

Mais bientôt aux remords les esprits forcenés,
Par leurs propres excès se sentent ramenés.
Chacun, avec effroi, voit le profond abîme
Qu'ont creusé sous ses pas la fureur et le crime.
Les uns, pâles, tremblans, courent épouvantés ;
D'autres par les soldats sont saisis, arrêtés.
Le deuil, le désespoir, règnent dans Antioche ;
Et tous craignent la mort qui menace et s'approche.
Femmes, enfans, vieillards, coupables, innocens,
Font retentir les airs de leurs cris gémissans.
Cependant des courriers partent, en diligence,
Informer l'empereur dans l'antique Byzance.
Déjà les magistrats, jugeant avec rigueur,
Des plus cruels tourmens ont déployé l'horreur ;
Déjà l'on voit périr, au nombre des coupables,
Ceux que le rang, l'état, rendent recommandables :
L'inflexible justice allait suivre son cours ;
Mais à son saint prélat Antioche a recours.
Flavien, respecté, chéri de Théodose,
De son peuple aussitôt embrasse et prend la cause ;

Et, voulant, ou mourir ou fléchir l'empereur,
Il part; et, ni l'état alarmant de sa sœur,
Ni les infirmités, suites de son grand âge,
Ni la longueur enfin d'un pénible voyage,
Au milieu d'un hiver humide et rigoureux;
Rien ne peut arrêter son zèle généreux.
Il arrive à Byzance, où déjà la colère
Au monarque offensé dicte un arrêt sévère.
Antioche, perdant tous ses droits en un jour,
Métropole aujourd'hui, demain n'est plus qu'un bourg.
L'âme de Flavien de douleur est pressée;
Il se présente au prince, et la tête baissée,
L'air confus, abattu, les yeux humiliés,
Il n'ose, en le voyant, se jeter à ses pieds.
Théodose l'aborde, et, d'une voix émue,
Comptant chaque faveur qu'Antioche a reçue,
Semble, en les rappelant, excuser la rigueur
Qui doit punir, dit-il, son ingrate fureur.
Flavien, pénétré de ses trop justes plaintes,
Jusqu'au fond de son cœur sent redoubler ses craintes;
Et ses profonds soupirs, et ses fréquens sanglots,
Exprimant sa douleur, entrecoupent ses mots.
Il avoue, en tremblant, qu'une juste vengeance
D'Antioche jamais n'égalera l'offense.
En punissant, dit-il, un si grand attentat,
Vous ne pouvez, seigneur, apporter trop d'éclat;
Mais si vous pardonnez, une gloire nouvelle
Naîtra, pour votre nom, d'une ville rebelle.
La douceur, la clémence, élèvent dans les cœurs
D'éternels monumens, qu'épargnent nos fureurs.

Souvenez-vous, seigneur, de ces mots mémorables,
Lorsque, donnant la grâce aux prisonniers coupables,
Vous dîtes, dans l'élan de généreux transports :
Ah! que ne puis-je aussi ressusciter les morts!
Aujourd'hui ce miracle est en votre puissance;
Antioche n'est plus : rendez-lui l'existence.
Pardonnez notre crime, et vous l'effacerez;
Du Dieu que nous servons vous vous rapprocherez.
Le prince sent déjà s'éteindre sa colère.
Flavien continue, insiste, presse, espère;
Ce ne fut pas en vain. Sa profonde douleur
Attendrit, pénétra l'âme de l'empereur;
Et, cédant, à la fin, à son cœur magnanime,
Les yeux baignés de pleurs, il pardonna le crime.
    C'est ainsi quelquefois que, par la passion,
Un discours tout entier produit l'émotion;
Mais l'orateur, usant ainsi du pathétique,
Donne à tout son discours le ton d'une supplique.
    Que la péroraison, convenable au sujet,
Varie également de nature et d'objet.
La passion souvent s'y trouve confondue;
Quelquefois l'orateur reproduit à la vue
Les argumens divers qui, lui servant d'appui,
A sa conclusion d'eux-mêmes l'ont conduit;
Et, par un résumé fidèle et nécessaire,
Que toujours à l'esprit la nature suggère;
Il les unit ensemble, il en forme un faisceau,
Et donne à ses raisons un pouvoir tout nouveau.
Enfin, dans tout discours, il faut, avec prudence,
Savoir de l'auditeur borner la complaisance.

Gardez de prolonger, sans but et sans dessein,
Un discours que déjà l'on croyait à sa fin ;
Mais, par une retraite imprévue et subite,
Gardez-vous bien aussi de l'achever trop vite.

CHANT QUATRIÈME.

Un orateur qui sait et convaincre et toucher,
A nous plaire, en parlant, doit encor s'attacher.
Pour que sa diction frappe la multitude,
Il faut qu'à l'embellir il mette son étude;
Mais en vain il prétend la couvrir d'ornemens,
Si la clarté n'en fait l'un de ses agrémens.
Par cette qualité, du public si chérie,
Le discours aisément, en nous, se fortifie :
Lorsque, sans embarras, le sujet se conçoit,
L'esprit, avec plaisir, le suit et le reçoit.
Du succès des discours, c'est la première base.
Soignez donc, avant tout, et les mots et la phrase.
Que vos termes soient purs, convenables, précis :
Sachez être à propos abondant ou concis;
Que toute période ou simple, ou composée,
Avec un sens complet soit toujours exposée :
Conservez-y surtout la plus stricte unité.
Un seul et même objet, une fois présenté,

Ne peut avec un autre y partager la scène,
Ou l'auditeur ne peut les distinguer sans peine.
Un esprit quelquefois, par un rapide tour,
Peut d'une parenthèse offrir l'heureux détour.
Mais, lorsqu'à cet écart trop souvent il se livre,
Sa phrase devient louche, et l'on ne peut la suivre :
Elle indique un esprit moins vif que maladroit,
Qui ne sait où placer ce qu'il pense, ou conçoit.
Que la phrase non plus, à sa fin arrivée,
Ne soit pas tout-à-coup gauchement relevée :
Gardez qu'un autre objet, en prolongeant le sens,
N'en rompe l'unité, ne le laisse en suspens.
Mais c'est peu que le sens pleinement se complète ;
L'impression qu'il fait doit être aussi parfaite.
Que, par sa force encore attachant notre esprit,
La phrase écarte donc tout ce qui l'affaiblit.
Tout membre superflu, chaque mot inutile,
Ralentissant la marche, embarrassent le style :
Trop de suppressions aussi rendent obscur ;
Et, voulant être fort, on devient sec et dur.
Que chacun de vos mots nous présente une vue,
De tous vos auditeurs non encor aperçue :
Toute nouvelle idée, offerte par un mot
Avec les mots suivans, forme un tableau nouveau.
Observez avec soin le degré d'importance
Que les membres entr'eux ont sur l'intelligence.
Suivez, pour les placer, un ordre progressif ;
L'esprit à reculer se montre trop rétif.
Que votre phrase augmente et s'élève sans cesse,
Et qu'à la fin, sa force avec éclat paraisse.

Voulez-vous par les sons plaire à votre auditéur ?
Choisissez bien vos mots, connaissez leur valeur.
Sachez, selon le sens, exprimer sans rudesse
La force ou la douceur, la grâce ou la mollesse.
Pour l'emploi de vos mots, pour leur arrangement,
De l'oreille, avant tout, suivez le jugement.
Que dans la période, où règne l'harmonie,
Des repos ménagés bornent chaque partie ;
Et qu'avec art entr'eux tous les membres placés
Ne gênent point la voix quand vous les prononcez.
A la bien terminer attachez-vous encore ;
Que sa chute souvent soit brillante et sonore :
Mais, entre les repos, trop d'uniformité
Rend un discours entier monotone, affecté.
Sachez de temps en temps varier la cadence,
Et ne vous piquez point d'une vaine élégance :
Soyez tantôt uni, soyez tantôt nombreux,
Tantôt vif et coupé, tantôt grave et nerveux.
Enfin, donnez au style un ton, un caractère,
Propres aux sentimens qu'exige la matière.
Il est un art heureux d'imiter par les sons :
Cicéron de cet art vous offre les leçons.
De ces vrais ornemens le mérite solide
Du succès d'un discours lui seul toujours décide.
    Cependant l'orateur, pour être plus paré,
Peut aussi recourir au style figuré ;
Mais il n'y doit puiser qu'avec choix et prudence :
Les figures souvent ne sont pas l'éloquence.
Ne les confondez point avec le sentiment,
Elles n'en sont jamais qu'un riche vêtement :

Ces figures, jadis soigneusement classées,
Se partagent encor les mots et les pensées.
Les objets, rapprochés par des rapports égaux,
Toujours donnent naissance aux figures de mots.
Ainsi la qualité qui, d'un objet physique
Sur un objet moral facilement s'applique,
Par la comparaison qu'elle offre à notre esprit,
Anime cet objet, l'élève ou l'embellit.
La *métaphore*, alors habilement conçue,
Rend les êtres moraux apparens à la vue,
Leur prête des couleurs, de la substance, un corps,
Et, nous les décrivant, les produit au dehors.
Qu'au sujet, avant tout, elle soit assortie ;
Ne la choisissez point trop basse ou trop hardie ;
Gardez de la forcer par quelque faux rapport,
Et ne l'attirez point par un injuste effort.
Que toujours elle soit, et modeste, et décente,
Toujours frappante et claire, et jamais trop fréquente.
Mais au sens littéral craignez de la mêler,
Avec d'autres aussi gardez de l'assembler.
Enfin, si l'étendue en est trop prolongée,
En une allégorie elle se voit changée.
Toujours la métaphore exprime par des mots
Le rapport de l'objet soumis à ses pinceaux.
Plus libre dans son tour, l'adroite *allégorie*
Déguise ce rapport, l'étend et le varie :
Mais, sous son voile, elle est sujette aux mêmes lois.
   Figure de pensée et trope d'autrefois,
L'*hyperbole* exagère, élève ou diminue
Un objet qui la frappe, et qu'elle offre à la vue.

La passion souvent l'excite et la produit ;
La raison même alors la règle et la conduit.
Elle a plus d'agrément quand elle est naturelle ;
Le sentiment la rend, et plus juste, et plus belle.
Si vous l'introduisez dans la description,
Mettez à la traiter plus de discrétion :
Un orateur prudent toujours s'en montre avare ;
Jamais il ne s'en sert qu'il ne nous y prépare.
Ou l'objet par lui-même est nouveau, surprenant,
Ou bien à l'agrandir l'orateur s'attachant,
Par degrés nous échauffe, et de loin nous dispose
A le voir sous le jour où bientôt il l'expose.
   Lorsque la passion anime le discours,
L'orateur, pour la peindre, est plus vif en ses tours.
Son esprit, sans effort, au sentiment se plie,
Et, par divers moyens, aux yeux se modifie.
De ces tours animés la simple expression
Se conçoit et se prend dans son acception.
D'un objet matériel, vivement occupée,
L'âme le fait mouvoir par la *prosopopée.*
Tantôt à des objets privés de sentiment,
Donnant la qualité de quelqu'être vivant,
Elle nomme *cruel* un hiver, un orage ;
Tantôt leur accordant l'action, le langage,
Elle nous peint les lois nous mettant à la main
Le fer qui peut percer le cœur d'un assassin ; (1)
Et tantôt, supposant les objets pleins de vie,
Elle apostrophe Alger qu'elle personnifie. (2)

(1) Cic. *Pro Mil.*
(2) Bossuet, *Oraison funèbre de Marie d'Autriche.*

Si l'âme ne s'élève à ce degré hardi,
La raison le rejette, et le goût l'interdit.
Quand l'émotion cesse, achevez la figure :
Ne l'appliquez jamais sans choix et sans mesure.
Tous les objets n'ont pas la même dignité,
Tel deviendrait risible à ce haut point porté.

  L'apostrophe en son tour, plus simple et moins hardie
Paraît être avec elle étroitement unie ;
Elle évoque les morts, ou s'adresse aux absens,
Et par l'illusion nous les montre présens.
Souvent la passion, vivement excitée,
Et par la vérité se sentant agitée,
Interroge ou s'exhale en *exclamations*,
Et présente avec feu ses propositions.
L'esprit de l'orateur, par cette véhémence,
Dans son opinion montre sa confiance,
Et semble défier ses nombreux auditeurs
D'oser lui reprocher des torts ou des erreurs.
Mais sachez de ces tours faire un habile usage,
Et de nos passions connaissez le langage.
L'un d'eux peut librement s'adapter au discours,
Et l'autre avec succès n'y paraît pas toujours.
Si l'exclamation est souvent répétée,
Votre âme paraîtra faussement affectée.

  La *vision* aussi prête de la chaleur
Aux récits que souvent doit faire l'orateur :
Sur un temps qui n'est plus, reculant nos pensées,
Elle nous rend témoins des actions passées,
Décrit en racontant, et nous met sous les yeux
Des faits qu'elle croit voir, et qui sont déjà vieux.

Il est encor des tours dont une main habile
Fortifie, embellit son sujet et son style;
Mais qui, mal introduits, ou souvent usités,
Jettent un faux éclat, et ne sont plus goûtés.
Un orateur adroit veut-il à sa matière,
Même en l'enrichissant, donner plus de lumière ?
A la *comparaison* il a parfois recours,
Et sait en retirer d'agréables secours.
Qu'il n'aille pas pourtant, errant à l'aventure,
Trop loin de son sujet chercher cette figure :
Que, toujours avec lui paraissant en accord,
Elle en soit l'ornement, la grâce et le support.
Si le sujet est grand, effrayant ou sublime,
Que la comparaison, et l'élève, et l'anime;
Saisissez l'à-propos, choisissez les objets :
Avec la passion ne la mêlez jamais.
Quand par le sentiment l'âme se sent pressée,
Cette figure est froide, ou gauche et déplacée.
L'auditeur qui vous voit occupé d'ornement,
Reste insensible et calme à votre mouvement;
Mais, gardez que l'objet qui sert de ressemblance,
Avec votre sujet n'ait trop de convenance.
L'esprit aime à trouver, dans la comparaison,
Des rapports échappés d'abord à sa raison.
N'en employez jamais qui nous soit trop connue,
Ou dont la vérité ne puisse être aperçue.

De même quelquefois un contraste frappant
Peut rendre, par son tour, un objet plus brillant.
Voulez-vous présenter l'*antithèse* complète,
Donnez à votre phrase une forme parfaite :

Que les membres, les mots, dans leur construction,
Correspondent toujours à l'opposition.
Mais craignez-en l'abus : l'antithèse fréquente
Vient plus d'un esprit froid que d'une âme éloquente.
    Des tours dans la pensée et des tropes divers,
Les plus connus se sont présentés dans mes vers.
Ma Muse aurait bien pu, de nos rhéteurs vulgaires
Suivant sans fruit l'exemple et la trace ordinaires,
Du style figuré parcourir tous les tours,
Et vous tenir encor sur un plus long discours.
Mais de quoi sert à l'art une nomenclature
Qui n'offre à l'orateur aucune règle sûre ?
D'un stérile détail le soin minutieux
Pourrait-il compenser le tort d'être ennuyeux ?
J'aime mieux jusqu'au bout à ma tâche fidèle,
Finir par des conseils que me dicte mon zèle.
Les tours n'ont de beauté que, lorsqu'en un sujet,
De la nature seule ils paraissent l'effet :
L'esprit, la passion, les doivent seuls produire,
Et c'est à l'art ensuite à les savoir conduire.
Si donc votre sujet, au lieu de s'y prêter,
Ne semble qu'à regret pouvoir les adopter,
Ne vous engagez point dans des efforts pénibles
Qui n'auraient qu'un effet, à vous-même nuisibles;
Et, lorsque votre esprit aisément les produit,
Craignez, par un abus, d'en détruire le fruit.
De l'excès du plaisir on sent le dégoût naître :
L'orateur trop brillant cesse bientôt de l'être.
Ne vous essayez point au style figuré,
Si le génie, en vous, ne l'a point préparé.

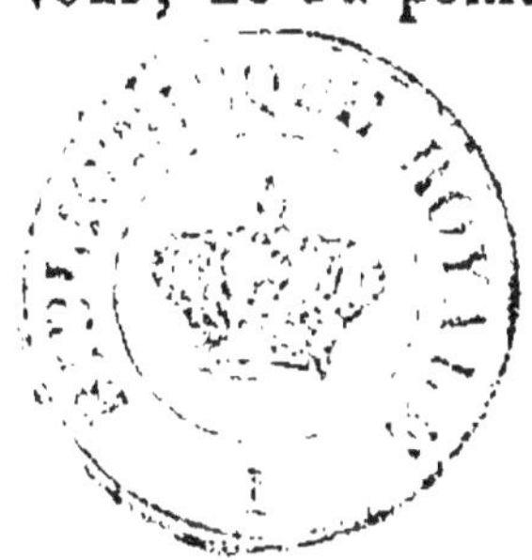

L'imagination nous vient de la nature ;
L'art ne peut qu'en régler et l'ordre et la mesure.
La clarté, le bon sens, plaisent, charment toujours :
Ils assureront seuls le succès des discours.

FIN.

A. ÉGRON, IMPRIMEUR
DE S. A. R. MONSEIGNEUR, DUC D'ANGOULÊME,
rue des Noyers, n° 37.